AF346435

PETIT MÉMOIRE

SUR

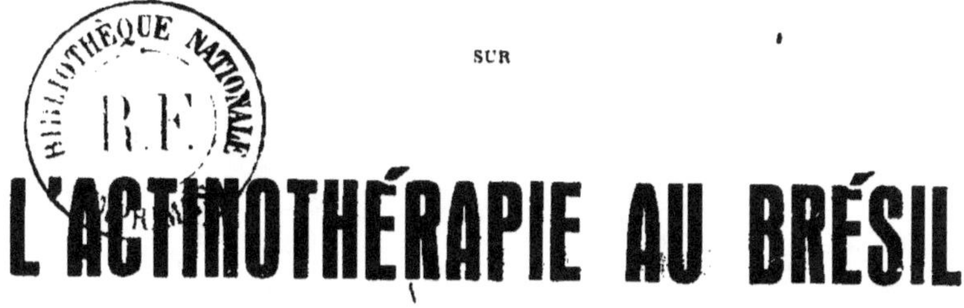

L'ACTINOTHÉRAPIE AU BRÉSIL

PAR LE

DOCTEUR FIRMO BARROZO

(Du Comité de Patronage de la Conférence)

Inspecteur Sanitaire au D. N. S. P. du Brésil

PARIS

AMÉDÉE LEGRAND, ÉDITEUR

93, BOULEVARD SAINT-GERMAIN, 93

1928

L'Actinothérapie au Brésil

Par une circonstance tout à fait fortuite je me
suis trouvé en face d'une lampe à vapeurs de mercure — la lampe Jesionek, original Hanau.

C'était aux premiers jours de février 1926, au Dispensaire Central de la prophylaxie de la tuberculose,
où cette lampe y était installée, pour des essais dans
le traitement de la tuberculose. Les applications
étaient faites sous le contrôle de mon collègue et ami,
le docteur Mazzini, lequel me proposa alors de me
soumettre aux bains de lumière, afin de me guérir,
ou de me soulager au moins d'un rhumatisme chro-
nique, polyarticulaire et musculaire, d'origine infec-
tieuse, contre lequel avaient échoué toutes les médi-
cations jusqu'alors employées.

J'avais fait usage de tous les médicaments chimio-
thérapiques indiqués, des ressources variées de la
physiothérapie, des bains sulfureux, des boues mé-
dicinales de Dax, en France, etc., etc., le tout sans
résultat.

Au moment où j'ai commencé les bains de lumière je souffrais d'une forte neurasthénie, aggravée
par des chagrins intimes : je me sentais très découra-

gé, mon poids — normalement à 65 kilos — baissait à 56.

Dès les premières applications des R. U. V. j'ai ressenti quelque chose d'étrange, je me voyais bien soulagé des douleurs, mes forces revenaient, je pouvais reprendre ma clinique, qu'il y avait déjà 5 ans, j'avais été contraint d'abandonner, en ne faisant plus que mes services du Département National de la Santé Publique.

Tous ces faits étaient bien notés par mes collègues, qui les proclamaient satisfaisants, et m'encourageaient à continuer les bains de lumière. Ma mine était alerte, au dire de mon entourage, mon poids atteignait au bout de 6 mois la case de 65 kilos, dépassée maintenant, où je pèse 67 kilos. Alors j'ai eu l'idée d'organiser une salle d'irradiations mieux outillée, idée que le Chef du service, le docteur P. Barbosa, embrassa tout de suite, m'autorisant à faire auprès du gouvernement les démarches nécessaires.

Heureusement le ministre de l'intérieur, le très distingué docteur Affonso Penna, me reçut avec une extraordinaire amabilité et une haute compréhension des avantages de mon projet ; il donna immédiatement ses ordres, et je l'en remercie de tout mon cœur, et nous avons acquis 4 lampes à vapeurs de mercure, 2 américaines Victor, et 2 allemandes, Bach et Jesionek, original Hanau.

Notre salle d'irradiations une fois installée on m'en a donné la direction. Dès ce moment, j'ai bien senti ma lourde responsabilité, et je m'engageais avec em-

pressement dans l'étude de l'actinologie. Tout le
monde comprendra mes grandes difficultés, sans un
guide avisé (le docteur Mazzini avait laissé le service)
à une époque où la littérature ne nous donnait que
des renseignements vagues, imprécis, hésitants, et,
où cependant commençaient déjà, comme c'était à
prévoir, les premières querelles sur la valeur de la
nouvelle méthode, contre laquelle en France, et même chez nous, s'élevaient des fortes hostilités, parta-
gées par des médecins, peu versés d'ailleurs dans la
science des radiations.

Comme en France, et s'inspirant de ce qui s'y pas-
sait, des publicistes connus (quelques médecins) pu-
bliaient dans nos grands quotidiens des articles faisant grand bruit des cas mortels, des accidents dus
aux R. U. V.

C'est alors que je me suis mis en devoir d'éclairer
nos collègues, et le public aussi, sur ces questions,
publiant dans la presse quotidienne des explications
rétablissant la vérité. C'est ainsi que, dans une de
mes publications, je disais : chez nous il y a une cer-
taine crainte de l'emploi des R. U. V. en médecine,
crainte partagée même par des collègues distingués,
qui n'ont pas hésité à divulguer des opinions con-
traires à la pratique des radiations.

Nous savons tous, et cette notion s'est déjà répan-
due dans les milieux non professionnels, combien
est dangereux le maniement des rayons X, tant pour
les malades que pour les radiologistes. Considérable
est le nombre des martyrs de la radiologie, parmi

lesquels se trouvent des collègues brésiliens. La science déplore toujours la mort due à ces traîtresses radiations, de Radiguet, Infroi, Leray, Bergonié, etc.

D'où la crainte des radiations, bien explicable d'ailleurs.

Cependant l'expérience et la pratique prouvent qu'il y a une grande différence entre l'action des rayons X et celle des R. U. V.

Si les moyens dont font usage les radiologistes ne les ont pas bien protégés contre les périls des rayons Rœntgen, la protection contre les accidents et les incidents des R. U. V. est très facile.

L'insignifiante pénétrabilité des R. U. V., surtout des plus courtes longueurs d'ondes, vraiment dangereux, rend très facile la défense de notre organisme contre les radiations actiniques ; ces rayons ne traversent pas les draps, même les plus fins, le verre commun. Contre les accidents ophtalmiques nous avons une protection plus que suffisante dans des lunettes spéciales, principalement montées avec du verre Ficuzal.

Bien dosés, et avec des précautions très faciles à observer, *les R. U. V. n'offrent nul danger.*

Les accidents des rayons ultra-violets, presque toujours limités à des légères actinites, épidermites, suivis des phlyctènes même, se montrent dans un court délai (1 à 24 heures) à l'opposé de ceux dus aux rayons X, dont les radiodermites paraissent insidieusement, plus tard, au bout de jours, de mois, avec leur action nécrosante, envahissante, tout à fait comme le vrai cancer. Dans plus d'un millier d'applications, des R. U. V., que j'ai faites, dans des cas les plus variés, je n'ai jamais vu un seul accident, ou incident. J'ai appuyé mes considérations en faisant de grands emprunts dans le remarquable livre du docteur J. Saidman « Les Rayons Ultra-Violets et Associés en Thérapeutique ». Certainement sur la totalité des cas où on emploiera les R. U. V. il y en aura de malheureux, on éprouvera des échecs, comme d'ailleurs avec toute autre thérapeutique. Mais pourquoi mettre à la charge de l'actinothérapie des cas de mort, dus probablement, pour ne pas dire sûrement, à la maladie qu'on soigne, comme dans le cas de Montpellier, au tour duquel on a fait grand bruit, heureusement bien éclairci par l'enquête de l'Institut d'actinologie de Paris et par les réponses négatives des plus éminents cliniciens.

Je peux me féliciter du résultat de cette campagne, parce que les adversaires de l'actinothérapie n'ont pas donné réponse à mes articles, et je vois tous les jours des collègues distingués outiller leurs cabinets de consultations avec des lampes de quartz-mercure, et un grand nombre annoncer le traitement par les applications des R. U. V.

De Rio-de-Janeiro l'actinothérapie gagne l'intérieur des terres, et, à ma connaissance, je peux témoigner qu'on trouve à Barbacena (Etat de Minas Geraes) importante ville, à 1.200 mètres d'altitude, douée d'un climat excellent, doux et vivement ensoleillée, un cabinet de consultations avec lampe Bach et lampe Sollux. C'est là qu'un très distingué médecin allemand, le docteur P. Dobbelman, éminent chirurgien, n'a pas dédaigné de mettre l'actinothérapie, les R. U. V. des lampes, à côté de l'héliothérapie, pour laquelle cependant il pouvait disposer d'un soleil sans pareil. Le docteur P. Dobbelman a opéré, pour une appendicite aiguë, un syrien, M. C. S., dont l'appendice était gangréné.

L'opération décela aussi une péritonite tuberculeuse (la biopsie révéla le bacille de Koch) ; ce malade fut soumis aux R. U. V. (lampe Bach), il est maintenant complètement guéri, avec son poids augmenté de 12 kilog., toutes ses fonctions intestinales sont normalisées. Chez le même, qui demeure 3 kilomètres en dehors de la ville, le docteur P. Dobbelman a fait installer une lampe Bach. A Carangola, grande ville, aussi à l'état de Minas Geraes, le docteur Jonas possède un cabinet doté de lampe Bach. Je fais les références à l'état de Minas Geraes, que je connais bien, mais je sais qu'à São Paulo, et dans d'autres états brésiliens, on trouve des cabinets de consultations avec des sources artificielles de lumière. En rapportant ces faits je veux seulement démontrer l'importance acquise par l'actinothérapie, même au Brésil, pays de lumière et de soleil. Il faut bien rendre claire mon opinion sur le parallèle entre le soleil et les sources artificielles de lumière. Je n'ignore pas, et je n'ai pas l'intention d'amoindrir, la valeur considérable de l'héliothérapie naturelle ; je me place sur cette question avec ceux qu'aiment Finsen tant que Rollier.

Lors de la visite que firent au service de la Prophylaxie de la tuberculose les éminents hygiénistes, docteur Madsen et Rajchman, de la section de l'Hygiène de la Société des Nations, celui-ci exprima sa surprise de mon enthousiasme pour l'héliothérapie artificielle, il s'étonna de voir dans ce service une salle avec des lampes de mercure, et il ne put retenir cette exclamation : mais vous aimez cela avec ce soleil, me montrant l'astre-roi, lequel brillait au firmament d'un éclat aveuglant. J'ai donné au professeur Rajchman mes bonnes raisons, et j'eus l'approbation de son éminent compagnon, le docteur Madsen.

Je ne m'allierai pas à l'exclusivisme de ceux qui donnent aux R. U. V. toute l'action des radiations solaires, action sûrement prépondérante et je crois qu'on doit prescrire les bains de soleil à tous les malades qui pourront s'y soumettre eux-mêmes ; ceci d'ailleurs offre de très grandes difficultés, parce que tout le monde ne peut pas s'exposer nu aux radiations inclémentes du soleil sans de graves dangers, en ignorant la question des doses, de l'entraînement, l'importance et la signification des endroits, des heures convenables, lesquelles varient d'accord avec les angles d'incidence des radiations solaires. Les sources artificielles offrent sur le soleil ces avantages :

Une plus grande richesse des radiations émises, quant à leur composition quanttiative ; une action toujours égale, dans un même endroit, où dans des endroits différents ; un dosage **plus** facile, ce qui, à mon jugement, est la suprême supériorité de l'héliothérapie artificielle sur l'héliothérapie naturelle, ce que personne ne peut pas discuter.

Si l'on se place au point de vue de l'assistance sociale, c'est alors que nous voyons les avantages considérables de l'actinothérapie artificielle, quand on veut faire de l'hygiène et de la prophylaxie.

Evidemment que c'est avec le soleil qu'on devrait faire de l'actinothérapie préventive. Mais, comme je l'ai déjà dit, le soleil se cache souvent et, malgré le vieux adage, *sol lucet omnbius*, il y a des pays très peu ensoleillés, il y a de pauvres gens qui ne peuvent pas bénéficier des radiations solaires, qui habitent des maisons sans lumière ; la plus grande part du prolétariat universel, pendant que brille au firmament l'astre-roi, végète dans les salles sans lumière des usines, sous la poussière et la fumée des machines. Evidemment ces gens-là n'ont pas le temps, ni le loisir, de s'exposer nus aux vivifiantes radiations du soleil. Heureusement que les sources artificielles viennent à leur aide : elles nous donnent en 5 à 30 minutes, dans une salle sans froid, ni chaleur, à toute heure, sans préjudice du temps et des occupations de tous ceux auxquels la maladie n'empêche pas le travail habituel, ce que le soleil ne donne qu'après de longues heures d'exposition fatigantes, quelquefois intolérables. Sur les résultats de l'emploi des radiations solaires et des radiations des sources artificielles, je me permets de transcrire les conclusions du rapport présenté au Congrès de Gand, du « Royal Institut of Public Heath » de Londres, par l'éminent Professeur Rosselet. « En faisant la comparaison de tous les cas de guérison obtenus à Leysin et à Copenhague, on trouve le pourcentage de 78 % pour les malades traités par le soleil, et 76,5 pour les malades soumis aux radiations dues à l'arc voltaïque (procédé du Finsen-Institut).

Si l'on admet que ces chiffres sont vrais (alors qu'il est certain et évident que les statistiques ont une valeur seulement relative, vu l'impossibilité de trouver des conditions strictement identiques) on voit que l'analogie et l'équivalence d'action de la lumière naturelle et de la lumière des sources artificielles ont une égale valeur. Il faut cependant bien noter, que dans la statistique de Copenhague on fait allusion seulement aux lampes à électrodes de charbon, tandis qu'en ce moment l'actinothérapie se fait avec grande prédominance des lampes quartz-mercure, lesquelles, sauf des cas spéciaux, où l'arc voltaïque paraît agir mieux et plus vite, dominent partout.

La conclusion des faits exposés ne peut être autre que celle-ci : quand on ne dispose pas d'une suffisante radiation solaire (fait très commun même chez nous qui habitons une zone vraiment privilégiée) on doit faire appel à la lumière des sources artificielles.

La logique et le bon sens clinique, mieux encore les faits prouvés, justifient et nous conseillent l'usage simultané, alterné ou successif des merveilleuses radiations des lampes et du soleil, celles-là toujours prêtes, à toutes les heures, celui-ci très souvent caché sous les nuages et les pluies.

Applications de l'Actinothérapie

Tuberculose. — Au Dispensaire Central du service de la Prophylaxie de la tuberculose, j'ai fait un grand nombre d'applications de R. U. V., dans les cas les plus variés de tuberculose pleuro-pulmonaire, dans des cas d'adénites, et je peux assurer que presque tous ces malades ont éprouvé une amélioration, surtout quant à leur état général, ils ont tous ressenti cette sensation d'euphorie, proclamée par tous les actinothérapeutes ; leur appétit a été augmenté, et, en dépit du manque de ressources permettant l'hygiène et une diététique convenables, quelques-uns ont tellement gagné de forces qu'ils sont retournés à leur travail, en assurant ne plus rien sentir.

Dans la conférence au D. N. S. P., j'ai même communiqué le cas d'une jeune fille pour laquelle la radioscopie, constatant des lésions bilatérales, n'accusait plus rien devant l'écran, dans deux épreuves, du côté droit, faites postérieurement. Cette même jeune fille, qui avait été contrainte à abandonner son travail, dans une fabrique de gants, l'a repris, et déclarait ne plus souffrir et se sentir au contraire très bien. J'ai eu des cas d'adénites cervicales guéris en 4 à 6 mois. Un malade porteur de plaies et de fistules après une opération, dans la région inguinale gauche, avec biopsie positive quant à la présence du bacille de Koch, se présenta à moi m'affirmant qu'avaient été complètement inutiles tous les pansements qu'on lui avait faits. Je soumis ce malade aux R. U. V., et j'ai eu la satisfacttion de le voir complètement guéri après 15 séances faites tous les deux jours. Enfin, dans les cas bien indiqués tous mes tuberculeux ont eu des notables améliorations.

Rachitisme. — Maladie bien rare chez nous dans sa forme classique, j'ai eu cependant l'occasion de soigner une fillette de 4 ans, qui portait tous les symptômes d'un rachitisme hérédo-syphilitique indiscutable, vérifié par la radiographie de son squelette, ne marchait pas, et ne pouvait même pas s'assoir : 2 mois après, le seul traitement par les R. U. V. lui permettait de se tenir debout et de faire quelques pas, appuyée sur des chaises. Si le vrai rachitisme n'est pas commun au Brésil, il y a chez nous un certain nombre d'états morbides de l'enfance qui, comme j'ai eu souvent l'occasion de le vérifier, peuvent bénéficier de l'emploi des R. U. V.

J'ai soumis à l'actinothérapie des enfants anémiés, insuffisamment nourris, élevés au biberon d'une façon déraisonnée, sans hygiène, et sans les soins indispensables, des athrepsiques, des hypotrophiques, quelle que soit la cause : hérédité alcoolique, syphilitique et tuberculeuse ; tous ces enfants gagnent des forces, une bonne mine, leur poids augmente, et cela dès les premiers jours d'application des R. U. V. J'ai pu observer que, si l'actinothérapie est vraiment une thérapeutique de l'enfance et de l'adolescence, les gens âgés, eux aussi, peuvent tirer profit des R. U. V.

J'ai traité par l'actinothérapie un de mes amis, homme d'affaires, 63 ans, un mitral, dans un état d'asthénie qui lui empêchait tout travail. Son médecin lui avait prescrit l'emploi des R. U. V., à cause de souffrances intolérables, dues à une forte névralgie thoraco-brachiale, conséquence d'une manifestation de zona dans l'hémithorax gauche. Dès les premières séances les douleurs sont apaisées, et après une dizaine de bains actiniques notre malade était tellement amélioré dans son état général que, d'accord avec son médecin, il continua les applications de lumière, en faisant 22 séances en 44 jours. Au bout de ce traitement mon ami se sentait complètement remis, avait repris du poids et des forces, et pouvait s'occuper de ses affaires. Cet état se maintient depuis 2 ans, et M. J. V. a fait installer chez lui une lampe Bach. Homme très intelligent, M. J. V. possède vraiment la technique qui lui convient pour l'emploi des radiations, dont il fait un usage prudent, bien réglé. J'ai eu beaucoup d'autres malades auxquels j'ai fait des traitements actiniques contre

la faiblesse générale, l'anémie, le manque de forces,
quelle que soit la cause, et tous, sans exception, ont
bien profité de l'action tonique merveilleuse de la
lumière.

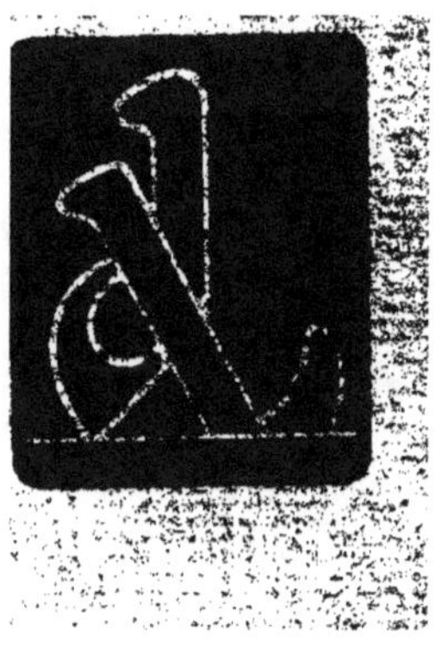